Esquisses d'Hydrologie Clinique

CARABAÑA

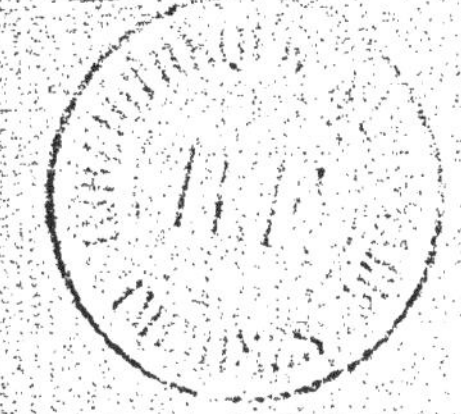

PAR

Le Docteur E. MONIN

SECRÉTAIRE GÉNÉRAL DE LA SOCIÉTÉ FRANÇAISE D'HYGIÈNE
CHEVALIER DE LA LÉGION D'HONNEUR, OFFICIER DE L'INSTRUCTION PUBLIQUE

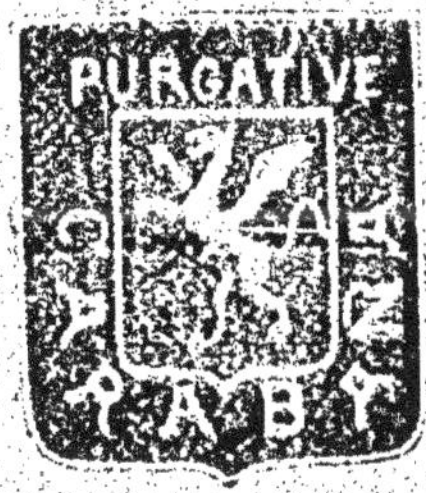

PARIS
SOCIÉTÉ D'ÉDITIONS SCIENTIFIQUES
4, Rue Antoine-Dubois, 4
1898

CARABAÑA

PAR

Le Docteur E. MONIN

DU MÊME AUTEUR

Formulaire de Médecine pratique, par le Dr E. Monin, chevalier de la Légion d'honneur, officier de l'Instruction publique.

« Le *Formulaire de Médecine pratique* du Dr Monin « *(nouvelle édition, 5e mille)*, doit son succès sans pré- « cédent à la précision et à la méthode hors de pair « qui caractérisent l'ouvrage, livre de chevet pour le « praticien. Toutes les indications thérapeutiques de « la pathologie sont compendieusement détaillées et « clairement élucidées, par ordre alphabétique, dans « ce volume de 650 pages, luxeusement imprimé. »

(Préface du professeur Peter).

Envoi *franco*, relié, contre *mandat de 5 francs*, adressé à la Société d'Editions, 4, rue Antoine-Dubois.

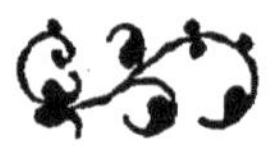

Esquisses d'Hydrologie Clinique

CARABAÑA

PAR

Le Docteur **E. MONIN**

SECRÉTAIRE GÉNÉRAL DE LA SOCIÉTÉ FRANÇAISE D'HYGIÈNE
CHEVALIER DE LA LÉGION D'HONNEUR, OFFICIER DE L'INSTRUCTION PUBLIQUE

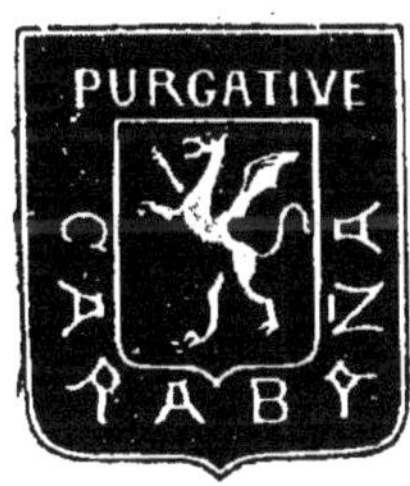

PARIS
SOCIÉTÉ D'ÉDITIONS SCIENTIFIQUES
4, Rue Antoine-Dubois, 4
1898

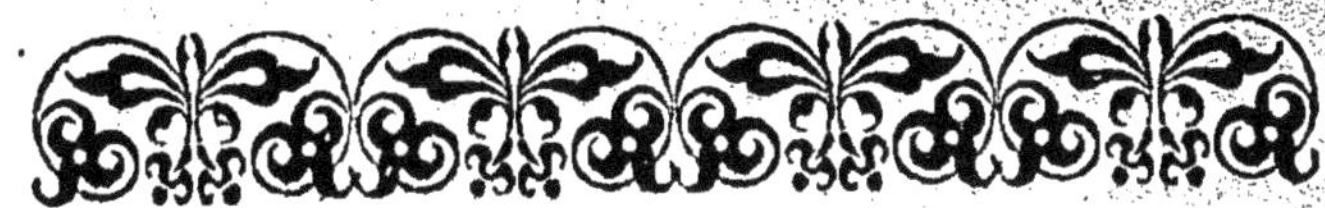

CARABAÑA

PAR

LE DOCTEUR E. MONIN

I. — Considérations hydrologiques.

MALGRÉ la richesse incroyable du sol ibérique en eaux minérales purgatives (richesse que j'ai pu constater en 1888, comme président du jury des eaux minérales à l'Exposition universelle de Barcelonne) **Carabaña** (province de Madrid) est, depuis longtemps déjà, la préférée des médecins espagnols. Si je voulais citer, ici, la moitié des témoignages enthousiastes, décernés à cette source par nos confrères professeurs ou praticiens, de *tra los montes*, il me faudrait, au lieu d'une brochure, un gros volume.

La source de **Carabaña,** appelée aussi *la Salud*

(la Santé) est actuellement mise en valeur par une Société française. C'est à cette source que s'applique cette modeste étude, que je me suis efforcé d'appuyer, solidement, sur les données les plus récentes de l'hydrologie scientifique, tout en demeurant toujours sur le terrain de l'observation clinique, qui est celui de ces *Esquisses*, dédiées à tous les praticiens.

C'est en 1885 que l'Académie de Médecine de Paris, par la voix autorisée du professeur Proust, émit son avis favorable à l'usage de l'eau minérale naturelle de **Carabaña**. Depuis cette époque, elle a conquis, chez nous, ses grandes lettres de naturalisation, par la vogue croissante qu'elle obtint auprès des praticiens et du grand public. Une minéralisation unique (ainsi qu'on peut aisément s'en rendre compte) expliquera la faveur de l'eau de *la Salud*, qui n'est pas une eau sulfatée purgative ordinaire, mais une *sulfatée sodique chlorurée-sulfurée* :

D'après les analyses des Académies de médecine de Madrid et de Paris, un litre d'eau de **Carabaña** contient, en effet :

Sulfate de soude	100gr,1110
Sulfure de sodium	0 ,0499
Sulfate de magnésie	3 ,0711
Chlorure de sodium	1 ,6000
Chlorure de magnésium	0 ,4774
Chlorure de calcium	0 ,1967
Phosphate de soude	0 ,0210
Alumine	0 ,0005
Soit un total de sels anhydres de	106gr,0826

Exprimée en sels hydratés, la composition de l'eau de **Carabaña** donne :

Sulfate de soude (p. 10 équivalents d'eau)..	227gr,0122
Sulfure de sodium........	0 ,1536
Sulfate de magnésie........................	6 ,2958
Chlorure de sodium (anhydre)...............	1 ,6000
Chlorure de magnésium (à 6 équivalents d'eau)	1 ,0201
Chlorure de calcium (à 6 équivalents d'eau)..	0 ,3881
Phosphate de soude (à 24 équivalents d'eau).	0 ,0576
Alumine (anhydre).........................	0 ,0005
Soit au total, pour les sels hydratés	236gr,5279

La source *la Salud* de **Carabaña** émerge d'un terrain tertiaire (groupe miocène) riche en *glaubérite* (roche sulfatée sodi[illegible] ainsi appelée du nom de GLAUBER, qui découvr[illegible]e *sel admirable*). Ce n'est point une de ces ea[illegible] de lixiviation, dont nous sommes littéralement inondés par l'Allemagne et d'autres pays : c'est une véritable source minérale *jaillissante*, élaborée dans les profondeurs viscérales du sol : son débit atteint 2,500 litres par 24 heures. Pris au griffon ou dans la bouteille, son degré aréométique BAUMÉ est, invariablement, 12°, particularité qui plaide, assurément, en faveur de la constance de sa composition. Claire, transparente et limpide, elle offre, à sa sortie de la terre, une réaction alcaline franche, un poids spécifique de 1079. Incapable de recevoir aucune infiltration étrangère, **Carabaña** ne saurait donc recéler aucun microorganisme. Bien plus, les analyses bactériologiques nombreuses, faites à la Faculté de Médecine de Madrid et reprises dans les laboratoires de Paris, nous prouvent que l'eau de **Carabaña** est une sulfatée sodique *vraie*, et non une sulfureuse *accidentelle*. En effet, l'absence absolue de toute matière organique ne permet pas ici aux sulfates leur réduction en sulfures, comme cela se passe dans les eaux sulfureuses accidentelles et (avouons-le), dans bon nombre d'eaux sulfatées allemandes ou espagnoles après quelque temps d'embouteillage.

Bien bouchée, au contraire, **Carabaña** ne perd aucun de ses gaz : sa conservation est indéfinie dans un lieu frais, à l'abri de la lumière. Bien plus, même en vidange, elle conserve, plusieurs semaines, sa fraîcheur et sa limpidité. Mais, pendant les froids, il peut arriver qu'elle cristallise, l'eau abandonnant un instant sa sursaturation sulfatée : il suffit de faire tiédir légèrement la bouteille pour redissoudre, immédiatement, tous les cristaux et faire reprendre à *la Salud* sa minéralisation normale et toutes ses propriétés cliniques, que je résumerai en ces termes : *cathartisme. eutrophie, antisepsie, antithermie.*

Le sulfate de soude et celui de magnésie représentent, dans **Carabaña**, l'élément purgatif hydragogue, qui sera l'objet, au cours de ce travail, d'une longue analyse clinique. Le chlorure de magnésium y représente l'action excito-musculaire et péristaltique (1). Ceux de sodium et de calcium y donnent la note *eutrophie*, c'est-à-dire rénovation moléculaire des tissus. Le chlorure de sodium est essentiellement *hématopoiëtique*, puisqu'il empêche les héma-

---

(1) Expériences célèbres des Drs Aguilhon et Laborde.

ties de se dissoudre dans le sérum sanguin et favorise le conflit entre l'oxygène et les globules rouges. Quant au chlorure de calcium, G. Sée a insisté, tout récemment, sur ses propriétés nutritives et plastiques incomparables. Le principe sulfureux sodique, par son pouvoir électif d'élimination bronchique et cutanée, et surtout par son action anti-putride et parasiticide, neutralisera les redoutables ferments, qui jouent actuellement un si grand rôle dans la pathogénie de la plupart des états morbides.

Remarquons aussi que la pauvreté relative de l'eau de **Carabaña** en sels de magnésie, permet son administration aux malades que leur débilité constitutionnelle prédispose à la formation de calculs alcalino-terreux ou ammoniaco-magnésiens. C'est pour cette raison que **Carabaña** sera le *laxatif de choix* pour les nombreux sujets souffrant de la vessie et des voies urinaires : ils n'auront pas à redouter, du fait de cet emploi, l'augmentation de leur alcalinité urinaire, cause chimique du catarrhe vésical et de la gravelle blanche.

Ajoutons, enfin, à ces courtes considérations d'hydrologie, que l'absence d'acide carbonique dans l'eau de *la Salud* permet, à l'action purgative, de se développer sans obstacle : ce gaz met souvent (si j'ose m'exprimer ainsi), son écran anesthésique à la surface intestinale, ce qui gène la stimulation osmotique du purgatif salin, et favorise la production des coliques. Au lieu d'acide carbonique, **Carabaña** renferme de l'azote, dont les recherches contemporaines ont établi le rôle hydro-minéral tonique et vitalisant. C'est peut-être à sa présence que cette eau doit d'être si bien tolérée, de ne produire ni soif, ni épreintes, ni irritation d'aucun ordre.

Avant d'insister sur les divers avantages de l'eau de **Carabaña** (avantages justement sanctionnés par dix médailles d'or et six diplômes d'honneur aux Expositions internationales), je vais donner les doses auxquelles on l'emploie et qui varient naturellement avec le but médicinal poursuivi. Comme laxatif ou minoratif, un verre à Bordeaux pour les adultes, un verre à madère pour les femmes et les jeunes gens. Comme purgatif cathartique, un grand verre, pris en deux fois, à cinq minutes d'intervalle. Enfin, lorsqu'on recherche une action altérante et histo-modificatrice, on donne, deux ou trois fois par jour, 20 à 30 grammes (soit de une cuillerée à soupe à un petit verre à liqueur) dans les vingt-quatre heures. Ces dernières doses ne sont point purgatives; elles se résorbent dans le torrent circulatoire et sont destinées à modifier la *crase du sang*, dans la scrofule, le lymphatisme, l'anémie rebelle, la stase veineuse abdominale, etc., etc., ainsi que je l'exposerai au cours de cette étude.

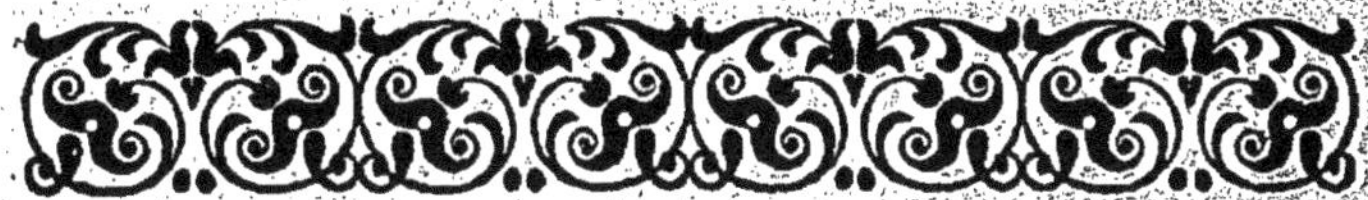

II. — Avantages thérapeutiques.

Si nous recherchons les caractéristiques cliniques dominantes des eaux sulfatées-chlorurées et sulfurées, nous trouverons que ce sont surtout les congestions viscérales, les troubles sécrétoires en général, les dermatoses suintantes (eczéma, herpès) et, parmi les diathèses, le lymphatisme et l'herpétisme... Mais **Carabaña** ayant, de par l'analyse, une prépondérance purgative évidente, qui se manifeste à doses relativement faibles, je crois devoir insister, tout d'abord, sur les avantages de cette source, en tant que purgatif salin.

A la dose d'un verre à Bordeaux, *la Salud* provoque une action cathartique des mieux tolérées, puisque sa répétition ne cause, ordinairement, ni malaise, ni faiblesse générale. Elle rétablit intégralement le fonctionnement normal de l'intestin, sans donner lieu à cette sécheresse des premières voies et à cette soif inextinguible, qui sont l'apanage habituel des eaux purgatives à prédominance sulfatée-magnésienne. Le chlorure de sodium et surtout celui de magnésium (qui galvanise, en quelque sorte, les fibres lisses de l'intestin) empêchent, par leur action de *stimulation vitale*, cette réaction constipante qui suit, si volontiers, la purgation saline et en constitue même l'inconvénient le plus sérieux. Le chlorure de calcium tonifie la cellule nerveuse et diminue le tissu graisseux qui encombre l'épiploon et gêne le bon fonctionnement du cœur. Le principe sulfureux active le bon fonctionnement de la peau et aseptise le milieu nutritif.

Type unique de minéralisation, **Carabaña**, mieux que toute similaire sulfatée-chlorurée-sulfurée, remplira le programme curatif si complètement tracé par Rotureau : hyposthénisation des personnes dont le système nerveux est très surexcitable ; amélioration rapide des hystéro-hypocondriaques, dont les troubles cérébro-spinaux reconnaissent pour cause non douteuse un fonctionnement anormal de l'estomac et de l'intestin. De plus, par sa richesse exceptionnelle en sels de soude, **Carabaña** convient pleinement aux rhumatisants, aux herpétiques, aux syphilitiques, surtout lorsque ces malades ont abusé des salicylates, de l'arsenic, de l'iode et du mercure.

La plupart des praticiens conseillent des doses laxatives répétées de *la Salud* à ces malades, herpétiques ou arthritiques, qui fabriquent aisément de *la saburre*, comme on disait il y a cinquante ans, — ou qui sont sujets à des manifestations plus ou moins complètes ou avortées, de la septicémie intestinale et gastrique, — pour employer le langage conforme aux théories contemporaines. Dans la plupart des affections dites *saisonnières*, que nous observons, surtout au printemps et à l'automne, *in aere parisiensi*, les phénomènes gastriques sont loin d'être (depuis quelques années surtout) les seuls accidents :

il s'y joint, toujours, à une dose plus ou moins visible, du coryza, de l'angine, de la bronchite, du rhumatisme. On l'a bien vu, lors de la dernière épidémie d'*influenza* : et, pour ma part, j'ai soigné, à cette date, bon nombre de *grippes gastriques*, dans lesquels les phénomènes catarrhaux et rhumatoïdes, pour être effacés ou *frustes*, en quelque sorte, n'en existaient pas moins, certains.

Eh bien! c'est surtout dans ces cas où le poison grippal, *virus latens in sanguine*, ou tout autre agent septique, ont besoin d'être éliminés et neutralisés, que l'on voit **Carabaña**, grâce à son étrange et précieuse minéralisation, fournir des résultats absolument remarquables. Aussi, nos maîtres de l'hôpital la prescrivent-ils, de préférence, aux débuts de ces soi-disant *typhus abortifs* (fébricules typhoïdes), afin de prémunir les malades contre l'aggravation possible des symptômes, locaux ou généraux et de juguler l'hyperthermie et le catarrhe gastrique, dès leurs origines. Faute de cette intervention, vous voyez l'intestin, atone, fournir bientôt, par son immobilité même, conditions et prétextes à la résorption des toxines. **Carabaña**, venant, à temps, réveiller cette parésie, déterminera, 2 à 3 heures après son administration, leur expulsion complète au milieu d'évacuations sérobilieuses, se succédant rapidement, pour rétablir l'intégrité du milieu digestif et la physiologie de son chimisme normal.

A ceux qui nient la nécessité des *eaux* purgatives naturelles, je répondrai simplement : essayez (ce qui est facile) d'administrer une solution saline artificielle, du même titrage que **Carabaña**, et vous verrez comme elle sera acceptée par l'organisme ! Ce qui constitue l'originalité de la solution naturelle, c'est son *affinité spéciale pour nos tissus* où elle ne joue point le rôle d'un corps étranger, mais celui d'une véritable sécrétion dynamisée et vitalisante. Le fait est prouvé, cliniquement, par l'absence d'amertume désagréable, de sécheresse buccale, de soif, d'affaiblissement subséquents. L'ingestion de **Carabaña** ne produit, non plus, jamais de frissons, de défaillance du pouls, de lourdeur dans les membres inférieurs ; on n'observe pas cette notoire diminution de l'aptitude au travail (Demarquay) si fréquente avec les autres purgations analogues. Quant aux effets, ils sont rapides : sous un petit volume, l'action est douce, mais toujours énergique, je veux dire dépourvue de cette brutalité *quasi-traumatique* du cathartique spoliateur. La détente qu'elle détermine est physiologique et le bien-être subséquent est des plus durables, grâce aux phénomènes dialytiques dont **Carabaña** devient le point de départ. Ni lourdeur d'estomac, ni irritation, ni coliques : et pourtant, les mouvements vermiculaires de l'intestin sont exaltés, puisque les gaz, toujours nuisibles à l'équilibre gastro-intestinal, lorsqu'ils sont un peu abondants, sont expulsés d'emblée, avant même que les effets purgatifs se manifestent.

Cependant, les sucs affluent dans le canal alimentaire : l'équipollence des sécrétions digestives s'établit, sans action hyposthénisante. Par sa composition, n'avons-nous pas vu que **Carabaña** est le type des agents dérivatifs, révulsifs et dépurateurs ? On ne saurait demander davantage. Elle sollicite donc, d'abord, les évacuations arriérées, pour stimuler ensuite les vaisseaux absorbants et produire l'action hydragogue. On s'explique très bien la suppression rapide de l'anorexie, de l'haleine fétide et ammoniacale, ainsi que la disparition des phénomènes sympathiques, faisant cortège à tout embarras gastro-intestinal : céphalée, étourdissements, vertiges. Mais c'est, assurément, à la faveur d'une action particulière sur le grand sympathique que la source *la Salud* combat la dépression cérébrale, si commune à notre époque de surmenage intellectuel et d'existence à la vapeur.

Quoiqu'il en soit, on ne constate jamais d'action phlogogène produite : si, parfois, on rencontre dans les selles *carabaniques* des productions inflammatoires, on peut être assuré qu'elles préexistaient dans le tube gastro-intestinal et qu'elles ont été simplement expulsées par le purgatif. L'absence de propriétés phlogogènes est précieuse, toutes les fois qu'il importe de répéter l'action hydragogue : chez les gravidiques, les typhoïques, les dermopathes ; chez les polysarciques, où **Carabaña** possède le double avantage (d'après les belles expériences de Pettenkoffer et Voit) d'accélérer les échanges hématopoiëtiques ralentis et de faciliter la combustion rapide des graisses et des hydrocarbures, sans exercer aucune action sur l'usure des produits azotés et albuminoïdes.

C'est pour les raisons que je viens d'invoquer, que l'usage régulier de **Carabaña** semble favorable dans toutes les maladies de la nutrition qui aboutissent à la production de poisons organiques ou à des désordres humoraux de source microbienne. Les récents travaux de l'école contemporaine n'ont-ils point prouvé que mourir par le cœur, par le foie, par le rein, par le tube digestif, c'est partout et toujours, mourir empoisonné? Le fameux paradoxe de Paul Bert : « *On meurt toujours d'asphyxie* » est, aujourd'hui déjà, bien démodé et pourrait être remplacé par la fameuse apostrophe de Lucrezia Borgia : « *Messeigneurs* (les malades et même les bien-portants) *vous êtes tous empoisonnés!* »

Eh bien ! toute la prophylaxie anti-toxohémique tient dans le bon fonctionnement des émonctoires, et principalement de l'émonctoire intestinal, de beaucoup le plus important. Pour éconduire et purifier les « *humeurs peccantes* » (comme disaient jadis les galénistes, que l'on ne trouve plus aujourd'hui si ridicules!) ; pour désemplir les vaisseaux encombrés, tout en apportant, au sang, des éléments dépurateurs et en sollicitant le réveil des sécrétions glandulaires normales, nous aurons recours à **Carabaña**, qui rehaussera la force des tubes digestifs les plus affaiblis et accélèrera le travail nutritif dans son ensemble : car la nutrition est un travail de Pénélope, une toile sans cesse sur le métier. Pour elle, l'*otium cum dignitate*, c'est la dystrophie, la dyscrasie et la mort.

Administré à petites doses, **Carabaña** n'est plus purgatif. Comment se comportera-t-elle dans le tube digestif? Comme un *sédatif* et un *antiphlogististique*. Elle fera taire les contractions douloureuses de l'estomac et de l'intestin, tarira les sécrétions gastrorrhéiques, décongestionnera les viscères et renforcera, somme toute, la vitalité des solides et des liquides. C'est sous cette forme fractionnée qu'il convient surtout de l'administrer aux sujets à peau blanche, à chair molle, dont la musculature est grêle, le sang appauvri, la nutrition languide ; aux malades en proie à l'eczéma et aux engorgements glandulaires, ou bien à une anémie qui résiste aux ferrugineux parce qu'elle est faite surtout de lymphatisme et de leucocytose. C'est un reconstituant efficace de l'hématose, et les médecins espagnols s'en louent, de longue date, pour la cure de la scrofulose constitutionnelle.

Dans les convalescences, alors que l'appétit se rétablit mal et qu'un état saburral, rebelle, empêche l'alimentation, de petites doses de **Carabaña** augmenteront la tonicité gastrique et régulariseront l'appétence, en empêchant les troubles gastro-intestinaux (constipation, diarrhée, vomissements) de préparer des rechutes morbides. A dose minorative, *la Salud* est surtout précieuse dans la période réactionnelle du choléra, pour arrêter les symptômes d'hypérémie encéphalique, en rappelant doucement les évacuations alvines supprimées. Le regretté MAROTTE n'a-t-il pas démontré que les accidents nerveux s'aggravent ou s'apaisent, dans ces cas, selon qu'il y a suppression ou retour de la diarrhée bilieuse ?

C'est également sous cette forme de doses minoratives que, dans les maladies uro-génitales, **Carabaña** devient le laxatif de choix. Car, non seulement elle n'augmente pas la dysurie et ne produit pas d'épreintes vésico-rectales, mais, à la faveur de son action diurétique secondaire (sur laquelle j'aurai

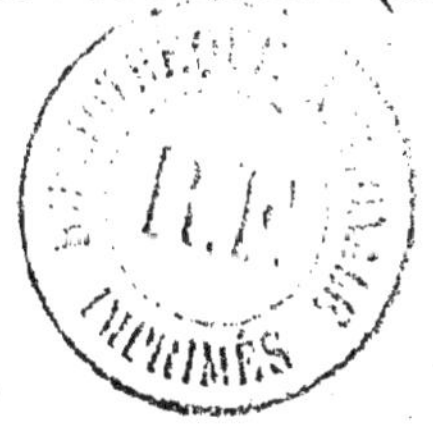

l'occasion de revenir), des réactions métatrophiques, qu'elle détermine dans notre milieu intérieur, elle est l'occasion et la cause d'une efficace décharge de l'urée en excès dans le sang.

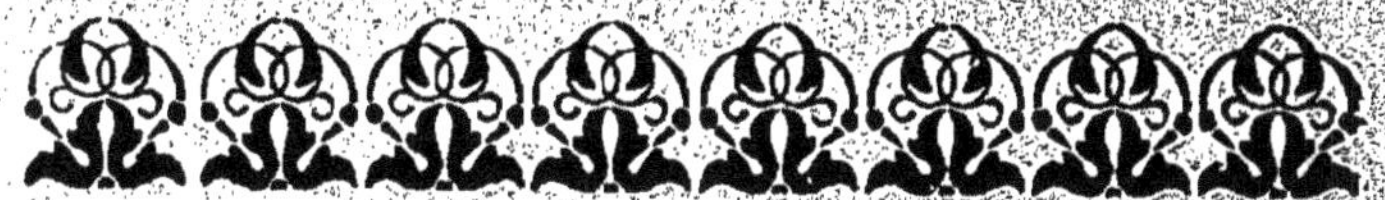

III. — Carabaña dans les Dyspepsies.

Caractérisée par des nausées, régurgitations, renvois gazeux, parfois vomissements, les crampes d'estomac, le pyrosis, la cardialgie, etc., etc., toute dyspepsie est un dérangement de la physiologie digestive. On peut la définir avec quelque vérité : une indigestion par repas. Elle réclame, comme base, ou du moins comme préparation du traitement (variable suivant les formes morbides), elle réclame une régulière évacuation des résidus gastro-intestinaux. Si l'on peut, à la fois, neutraliser les acides organiques et autres dérivés de la série grasse et produits dédoublés des albuminoïdes, on remédiera ainsi aux symptômes qui naissent des fermentations anormales. **Carabaña** nous semble répondre, étroitement, à ces *desiderata* : sa composition lui permet de redresser les perversions secrétoires et de se combiner aux mucus pour corriger l'état catarrhal ou saburral de l'estomac. Aussi, les évacuations séro-bilieuses qu'elle sollicite sont suivies d'un constant retour de l'appétit. N'est-ce pas l'apéritif, *secundum artem*, que celui qui dissipera le catarrhe fluxionnaire de l'estomac, caractérisé par la langue empâtée, l'anorexie, les envies de vomir, l'épigastralgie et la diarrhée matutinale ?

A doses faibles, la source de *la Salud* exerce, sur la sensibilité gastrique, une influence sédative et modératrice incontestable, qu'elle doit, sans doute, à son azote dissous et aussi à l'absence des sels de fer et de potasse, si ennemis de l'épithélium stomacal. Si, d'autre part, nous considérons combien fréquemment la dyspepsie se trouve subordonnée à un état général *diathésique* (arthritisme ou herpétolymphatisme), la composition chimique de *la Salud* nous désignera cette source comme un des remèdes les plus actifs pour empêcher les désordres fonctionnels de se transformer en lésions organiques : transformation, hélas ! assez fréquente, dès qu'il s'agit de ces gastropathies *chimiques*, d'une origine goutteuse et uricémique, à pathogénie encore si peu définie.

Ce qui est certain, c'est que l'emploi habituel de **Carabaña**, comme laxatif dans les dyspepsies, fait promptement disparaître la sensibilité épigastrique, les renvois putrides, les gargouillements, l'irritabilité congestive et jusqu'à ces phénomènes vertigineux, considérés naguère comme nervoso-réflexes et auxquels les expériences récentes du Dr GAUBE assignent une origine toxique peu niable.

« *Dans les dyspepsies, il faut, dit le Dr* BOVET, *faciliter l'élimination des déchets de la digestion par un purgatif salin, à base de soude, susceptible d'agir également comme antiseptique : dans cet ordre, nous ne voyons guère*, ajoute le savant praticien *que les eaux de* **Carabaña** *qui (grâce à leur* *triple minéralisation sulfatée, chlorurée et sulfurée) répondent à cette indication.* » Il est certain que la minéralisation de **Carabaña** s'adresse à tous les symptômes nervo-sécrétoires et influence heureusement toutes les opérations chimiques défectueuses dont le tube digestif peut être le théâtre. Dans l'atonie musculaire de l'estomac, il stimule doucement (sans causer de tranchées) la contractilité péristaltique de l'organe. Dans la gastralgie des herpétiques, il apaise les cris des nerfs et restreint les flatulences. Il arrête la *gastrorrhée* des buveurs et, grâce au chlorure de calcium surtout (G. Sée), combat le catarrhe gastro-duodénal, tandis que le rôle du chlorure de sodium s'appliquera surtout à la dilatation gastrique, accompagnée d'hypopepsie, chez les sujets lymphatiques.

Dans les gastropathies séniles, **Carabaña** balaiera les scories intestinales, éliminera, par les selles et les urines, tous ces résidus azotés provenant d'une nutrition défectueuse ; de plus, il excitera les sécrétions intestinales chez le vieillard, dont la dyspepsie reconnait, si fréquemment, comme support anatomique, une *atrophie glandulaire* d'origine athéromateuse (Vulpian).

Tous les praticiens savent, enfin, qu'il existe entre la dyspepsie et la constipation, chez un grand nombre de malades, un continuel échange de mauvais procédés. Le développement intestinal (qu'il ait lieu par accumulation de solides ou par météorisme gazeux), paralyse la contractilité du tube digestif. A son tour, la constipation devient une cause de flatulence gastrique et l'on peut même, avec Brochin, reconnaître et décrire de véritables *dyspepsies stercorales*. Depuis Hippocrate, on n'a cessé de discuter sur cette question des origines de la dyspepsie gastro-intestinale. Quelle est, dans l'édifice nutritif, la clef de voûte ? Est-ce l'estomac, est-ce l'intestin ? Selon Trousseau, la gastralgie n'est, le plus souvent, que de la *colalgie*. Entre l'estomac et l'intestin, existe un lien anatomo-physiologique indissoluble : le nosologiste ne saurait séparer ce que la nature a si étroitement uni.

Pour nous, le rôle de **Carabaña** dans les dyspepsies est surtout de combattre le catarrhe gastrique et de vaincre l'*acrinie* des glandes pepsinifères. Accessoirement, il remédie aux septicités et aux accescences d'origine alimentaire, arrête les fermentations nidoreuses et les congestions anormales de la muqueuse gastrique, conduisant fatalement, un jour ou l'autre, à cet état de dystrophie chronique appelée *cacochylie* par les anciens et cachexie gastro-intestinale par les modernes. L'usage régulier de **Carabaña** peut empêcher ces crises successives de dyspepsie sub-aiguë dont les carrefours d'aboutissement fatal sont : ou l'ectasie gastrique ou l'ulcération. Voyez comme les vomissements et toute cette « *agitation stomacale* » décrite, de main de maître, par Kussmaul, se trouveront réprimés par le moyen de *la Salud*, à doses réfractées, sans que le clinicien ait à redouter ces relâchements de l'organe et cette asthénie sécrétoire, si fréquemment produits par les abus de la médication alcaline et de la sédation opiacée ou cocaïnée ! C'est pour toutes ces raisons que, suivant le mot du professeur Munoz « *la* *bonne foi et l'intelligence médicale ont placé* **Carabaña** *au premier rang des médications usuelles les plus précieuses pour réfréner les perturbations de la digestion.»*

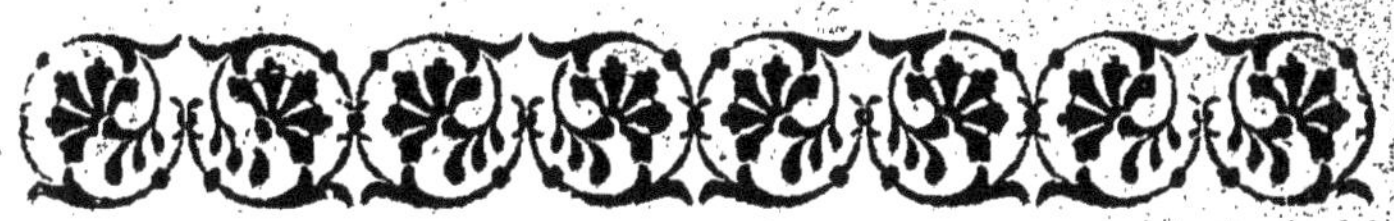

IV. — Traitement de la Constipation.

Malgré toutes les attaques dont ils furent l'objet, les purgatifs salins constituent encore, contre la constipation, le grand moyen dilatoire. Mais les sels sortis de l'officine n'ont point cette action dynamique, que nous signalons dans l'eau minérale : c'est pourquoi leur action *hydragogue* (qui participe surtout de l'exosmose et bien peu de la stimulation) est ordinairement suivie d'une réaction coprostasique plus invincible. Le remède devient donc, ici, pire que le mal.

Ce cercle morbide vicieux n'est pas à craindre lorsqu'on fait choix de purgatifs salins hydrominéraux naturels, recélant, comme **Carabaña**, une action réelle contre *l'atonie* consécutive aux évacuations, atonie poussée, parfois, jusqu'à une parésie tenace du plan musculaire intestinal.

Je ne veux pas insister longuement sur les dangers inhérents à la constipation habituelle : ils sont connus de tous les praticiens et non ignorés de la plupart des malades. Les accidents le plus à craindre sont : l'entérite, la typhlite et la pérityphlite, l'appendicite, les ulcérations et perforations intestinales, les congestions viscérales. Comme phénomènes éloignés réflexes ou sympathiques, l'irritabilité du système nerveux, la dyspepsie flatulente, le météorisme, les coliques sèches. En vérité, s'il existe une liberté nécessaire à l'homme civilisé, c'est assurément celle du ventre... Combien d'affections du foie, des centres nerveux, reconnaissent, pour cause première, une constipation opiniâtre et négligée ! Ces complications se conçoivent aisément, lorsqu'on songe que l'intestin n'est qu'un long laboratoire où prennent naissance les alcaloïdes les plus toxiques (Arm. Gautier).

La constipation habituelle produit aussi, sur l'intestin, une irritation mécanique, une sorte de *trauma*, par l'intermédiaire des matières durcies en *scybales* : ces matières sont assez coutumières d'enflammer ainsi l'ampoule rectale et l'S iliaque du côlon. Elles jouent aussi un rôle évident dans la pathogénie des hémorroïdes et du processus congestif splanchnique. L'accumulation de matières dures ne comprime-t-elle point la circulation veineuse et n'empêche-t-elle point le sang de retourner au cœur? Mais il ne s'agit pas seulement du sang. On sait que la coprostase est une cause active de déviation utérine, chez la femme, de spermatorrhée mécanique, chez l'homme, de névralgies sciatiques et lumbo-abdominales, dans les deux sexes. Plusieurs auteurs signalent même des cas d'affaiblissement paralytique des membres inférieurs, guéris par le traitement régulier de la constipation.

Purgatif salin diffusible et neuro-moteur, **Cara-**

baña augmente l'élimination des matières intestinales, à la faveur d'une action physique excito-musculaire et d'un dynamisme sécrétoire particulier, dont la durée complète ne dépasse guère une heure et demie ou deux heures. Grâce à l'hypersécrétion sympathique et à la stimulation idio-musculaire que détermine son emploi, on n'a pas à redouter (ainsi que je l'ai dit déjà) la constipation en retour, non plus que la sécheresse des muqueuses et l'endurcissement des fesses, provoquées par les autres purgatifs salins. Il semble que, par l'hypersécrétion sympathique qu'elle sollicite, **Carabaña** favoriserait, à une certaine échéance, les actes hypercriniques qui jouent un si grand rôle dans l'élaboration et le glissement du bol fécal.

Notre immortel CELSE, le Cicéron de la médécine, a magistralement indiqué les symptômes qui indiquent la nécessité d'une purgation : « *dejectio medicamento petenda est*, dit-il, *ubi venter suppressus parum reddit, ex eoque inflationes, caligines capitis dolores, aliaque superioris partis mals increscunt.* » La médecine moderne n'a que fort peu de chose à changer dans ces magistrales indications de la séméiologie antique. Si même je voulais étaler, ici, tant soit peu d'érudition, je prouverais que, depuis ARÉTÉE de CAPPADOCE, on connaissait l'influence exacte de l'habituelle constipation, sur l'étiologie des fièvres entériques et des sceptico-stercorhémies. De nos jours, MURCHISON et surtout Jules GUÉRIN ont insisté, à bon droit, sur la rétention fécale prodromique de la fièvre typhoïde et montré les heureux résultats des purgatifs salins, systématiquement employés dès le début de cette grave maladie (méthode de LARROQUE).

L'effet néfaste de la constipation sur les maladies utérines et notamment sur la rétroversion, ou renversement en arrière de la matrice, a été fort bien élucidé par DAVEZAC (de Bordeaux). L'utérus, à l'état physiologique, est, on le sait, en légère antéversion. La constipation ne se borne pas à dévier l'utérus en arrière : elle gêne la circulation du petit bassin et devient aussi le point de départ fréquent de ces engorgements congestifs qui dominent, comme le disaient ARAN et VELPEAU, toute la pathologie spéciale du sexe féminin. Si la coprostase peut créer des *métropathies*, elle peut, à *fortiori*, les entretenir lorsqu'elles existent déjà. Le professeur KISCH vient de signaler un grand nombre de douleurs pelviennes et ovariennes rebelles, qui n'étaient dues qu'à la paresse chronique de l'intestin et furent guéries par le traitement rationnel de la constipation et le réveil régulier du diastaltisme normal.

On peut juger, par ce qui précède, de l'utilité d'un bon purgatif salin naturel, tel que la source de *la Salud*. Je la conseille, également, aux gens de bureau, dont la sédentarité habituelle a peu à peu entamé la tonicité nerveuse intestinale et qui souffrent fréquemment de céphalées, de névralgies ou simples lourdeurs de tête, uniquement dues à la stase des matériaux excrémentitiels. C'est aussi un remède efficace contre les borborygmes et gargouillements spontanés, si communs et si pénibles dans le sexe féminin, où ils sont, en partie, causés par la gêne que le corset apporte à la circulation des gaz intestinaux. J'ai été fréquemment consulté pour ces bruits, qui s'entendent parfois à une grande distance et se produisent surtout à jeun ou dans l'état de vacuité de l'estomac. En déjouant le conflit des liquides et des gaz et en libérant la lumière du tube intestinal, l'usage régulier de **Carabaña** rendra, dans ces cas, de réels services. Il sera surtout favorable aux personnes pâles et grasses, dont le ventre, mal soutenu, est sujet à l'entéroptose, à la dyspepsie atonique, à la distension du côlon. Un autre avantage des purgatifs concentrés, comme la source de *la Salud*, c'est que leur action, très rapide, retentit sur toutes les sécrétions, augmentant principalement la diurèse et éliminant notablement les sédiments urinaires. Cette dernière action est loin d'être à dédaigner : car, maintes fois, on a vu l'atonie intestinale provoquer des compressions hypérémiantes des reins, et j'estime, pour ma part, que bien des lumbagos, chez les constipés, sont dus à de la néphrite sub-aiguë.

Chez le vieillard, l'usage fréquent de **Carabaña** est à conseiller. Car la constipation entraîne, à leur âge, une neurasthénie spéciale (céphalée occipito-rachidienne, vertiges, amblyopie, amnésie, troubles de la parole) dont le scénario morbide a été fort bien résumé par M. Peter : ce regretté maître rattache aussi à l'atonie gastro-intestinale ancienne, un certain groupe de dyspnées pneumo-cardiaques, qui simulent parfois des symptômes aortiques et angoreux. Il est extraordinaire, d'ailleurs, de constater avec quelle facilité, dans diverses conditions de débilitation chronique, le cœur droit se laissera *forcer*, entraînant des accidents *d'asystolie*. Les efforts déterminés par la constipation opiniâtre sont donc à éviter chez les affaiblis et chez les insénescents.

V. — Carabaña dans les Maladies de l'Intestin.

Les irritations intestinales se traduisent, d'habitude, par la diarrhée. Lorsque celle-ci est due au mauvais fonctionnement du duodénum, elle ressortit, d'ordinaire, à l'alcoolisme ou à la dilatation gastrique, et alors, elle est souvent (comme nous l'avons déjà vu) matinale et bilieuse. Grâce à sa composition spéciale, **Carabaña** détruit l'état catarrhal, éteint la phlogose irritative de l'intestin grêle, et, par un réflexe naturel, désobstrue et régularise les appareils sécrétoires de la bile et du suc pancréatique. Elle arrête, par sa présence, des pullulations microbiennes parfois incroyables et tarit, ainsi, ces sources de toxicité que chacun de nous porte en lui-même.

La chaleur, l'humidité, le régime alimentaire irritant, produisent souvent un affaiblissement intestinal, chez les jeunes sujets principalement, et cet affaiblissement précède, d'ordinaire, le catarrhe desquamatif et exsudatif de la muqueuse. Les coliques, le météorisme et les borborygmes sont supprimés par l'eau de *la Salud*, qui ramène, peu à peu, à leur état normal, des déjections bilioso-glaireuses et réveille l'appétit et la digestion normale. Il va sans dire que l'action curative sera d'autant plus complète que l'entérite sera moins ancienne. Mais, pour calmer la douloureuse excitation du plexus solaire, même chez les tuberculeux et les cachectiques avancés, je crois utile, en imitant ici la pratique de TROUSSEAU, de prescrire, pendant une ou deux semaines, tous les matins, un verre à madère de **Carabaña**, non suivi d'autre liquide. On obtient ainsi une modification profonde de l'appareil glandulaire de l'intestin et j'ai réussi, pour ma part, à guérir, de cette manière, un cas de diarrhée de Cochinchine compliqué de chloro-anémie tropicale assez profonde.

C'est dans les peptones et les matières de l'intestin que les microbes trouvent, assurément, le meilleur milieu de culture. Les empêcher de proliférer, expulser les toxines qu'ils élaborent, arrêter ainsi les fermentations anormales, causes de l'auto-intoxication : tel est le rôle intestinal de **Carabaña** qui, par son chlorure calcique (SÉE) et par ses sulfures (BOUCHARDAT) constitue aussi un bon antiseptique. Il réalise donc les *desiderata* complets de la médication anti-zypnotique : expulsion fécale, neutralisation des ferments nocifs. Le Dr RUEFF déclare qu'il en a toujours été pleinement satisfait sous ce rapport; c'est aussi l'opinion des docteurs BELIN, BISSIEUX, CABANÈS, SINGER, GAUTIER et ROUX (pour ne citer que des Français).

Quelle que soit l'origine de la diarrhée, qu'elle soit herpétique, arthritique, tuberculeuse même, le *profluvium ventris* sera toujours apaisé par la purgation saline naturelle, qui oppose une fin révulsive aux sécrétions excessives et anormales de la muqueuse intestinale, et ramène à leur état physiologique, les exonérations alvines. C'est **Carabaña** qui représente, le plus fidèlement, dans ces cas, la médication *substitutive*, souveraine surtout dans les entérites hypérémiques, avec flux catarrhal et polycholique : en apaisant l'irritation, elle facilite la rapide reconstitution de l'organisme. C'est ainsi que les docteurs NOEL et SAPELIER l'utilisent, dans les diarrhées épidémiques de la maison départementale de Nanterre; d'autres médecins, dans la période prémonitoire du choléra, les docteurs RICHARD et CHALVET, dans les lientéries des gros mangeurs, Ch. MAURIAC, dans les viscéropathies des diathésiques.

Dans les entérites rhumatismales pseudo-membraneuses, l'intestin possède une tunique musculeuse étrangement irritable : et pourtant, il faut débarrasser la muqueuse de ses exsudats. Alors, *la Salud* devient le purgatif le plus précieux, apaisant le spasme du côlon et ne causant ni recrudescence douloureuse, ni aggravation de l'état phlegmatique. Il en est de même dans la dysenterie : alors, il ne faut point craindre d'employer des doses énergiques, afin de régulariser le péristaltisme exagéré qui amène les épreintes, et de corriger, par la dialyse sanguine, les sécrétions hémato-fibrineuses, en cicatrisant les ulcérations épithéliales. On arrive, ainsi, à substituer à une phlegmasie de mauvaise nature une stimulation banale, qui tend, d'elle-même, à s'enrayer et à s'éteindre. Après deux ou trois jours, c'est-à-dire deux ou trois verres de **Carabaña**, on voit les selles diminuer et perdre leur caractère sanglant et leur apparence, pathognomonique, de *lotura carnium*. Le ténesme se calme; le milieu intestinal, nettoyé et modifié, permet aux pertes de substances de la muqueuse prompte et régulière réparation.

VI. — Antisepsie interne.

Les plus célèbres praticiens espagnols et français conseillent l'emploi de l'eau de **Carabaña** aux débuts de tous les états infecto-contagieux : broncho-pneumonies gastro-entérites, pyélo-néphrites, etc. Qu'il s'agisse de cette poly-arthrite aiguë infectieuse, naguère dénommée rhumatisme articulaire aigu, ou bien de ce processus virulent, si étudié et si peu connu encore, que l'on appelle influenza, il est rationnel d'espérer une action vraiment antiseptique de la dérivation par l'intestin. La prostration, la faiblesse musculaire, qui caractérisent les débuts de ces maladies zymotiques, sont les premiers symptômes enrayés : car l'on sait que toute toxémie septique entraîne, avec elle, un spasme des artérioles et une insuffisance d'irrigation sanguine, souverainement nuisibles au maintien de l'énergie nervo-musculaire. Il est donc très important (et c'est là un point doctrinal dont nous sommes redevables à la bactériologie) de chasser le plus possible, du tube digestif les microbes considérés comme les moins pathogènes. N'a-t-on pas retrouvé, dans les canaux biliaires (ictère grave), dans les alvéoles bronchiques (pneumonies grises) et jusque dans les méninges, le *bacillus coli communis* qui, s'il n'est point, nécessairement, le fauteur unique de ces états morbides mortels, témoigne, pour le moins, dans notre économie, d'une genèse infectieuse toujours en mouvement ? Or, parmi les moyens de l'antisepsie, la cathartique, expulseur du corps de délit, est encore le plus sûr moyen d'empêcher le microbe deconquérir, grâce au temps et à un bouillon de culture approprié, une virulence inusitée et dangereuse; les autopsies en témoignent suffisamment.

Dans la convalescence de l'influenza, M. Semmola (de Naples) a démontré que l'organisme se trouvait exceptionnellement riche en produits toxiques, capables de déterminer promptement des accidents graves, si l'on ne procède à des dépurations complètes et répétées. C'est également ainsi que l'on prévient l'apparition des néphrites scarlatineuse ou diphtéritique ou que l'on en abrège notoirement la durée. Dans les pays palustres d'Espagne, du Portugal et de l'Algérie, **Carabaña** a aussi la réputation de mettre fin aux fièvres intermittentes rebelles et d'enrayer les accès sub-intrants. On sait enfin, aujourd'hui, que les ptomaïnes et leucomaïnes de la stercohémie sont de véritables poisons du cœur et du système vasculaire, analogues à la muscarine. Il faut donc, dans tous les états fébriles, empêcher les fermentations putrides albuminoïdes qui produisent ces toxines si redoutables.

La conception moderniste de l'embarras gastrique qui est, en quelque sorte, la miniature des fièvres septiques, repose précisément sur cette théorie, si vraisemblable, d'une intoxication par les matières gastro-intestinales mal digérées et subissant des altérations chimiques. L'empoisonnement peut, d'ailleurs, être aigu ou chronique. S'il est répété journellement, il détermine la *fièvre saburrale* (TALAMON), capable d'entraîner, avec elle, un état morbide de plusieurs semaines, qui en impose parfois, aux plus habiles, pour une véritable dothiénentérie. La langue est large, blanche ou d'un jaune sale ; la bouche pâteuse : il y a de la stomatodysodie, de la constipation, une absence complète d'entrain et de goût au travail, un état d'asthénie et de malaise qui augmentent, infailliblement, à la suite de chaque essai d'alimentation. Le mouvement fébrile est toujours très marqué ; un état sub-ictérique et l'endolorissement du foie indiquent des perturbations dans la fonction hépatique. Fréquemment, le sujet se plaint aussi de douleurs musculaires ou névralgiques intolérables.

Tout ce processus, si alarmant, ne tarde pas à s'évanouir, sous l'action de quelques doses de **Carabaña** (un grand verre le premier jour, un verre à Bordeaux les jours suivants). Au contraire, si vous employez la quinine, l'antipyrine, la phénacétine, le naphtol et autres fébrifuges antithermiques et antiseptiques, votre thérapeutique échoue misérablement. C'est que la véritable indication curative est, ici, de donner, tout d'abord, la chasse au principe infectieux qui empoisonne l'organisme. Il faut nettoyer la stagnation septique, cause première de la fièvre saburrale et de l'élévation de la température, sollicitées par l'intoxication des chylifères et des villosités absorbantes de l'intestin.

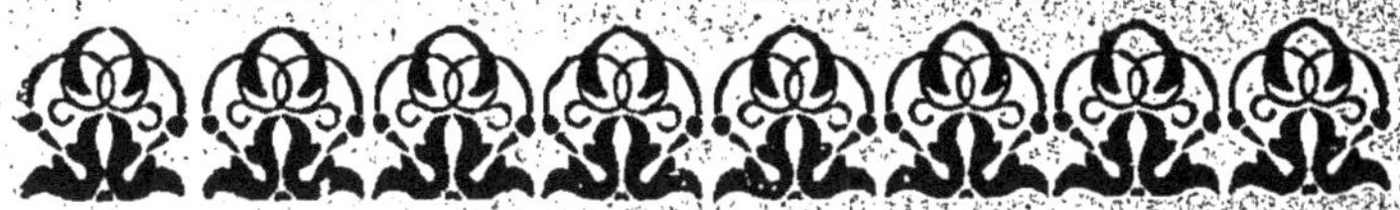

VII. — *Traitement des affections hépatiques*

Le foie est, comme chacun sait, chargé de deux fonctions principales : la sécrétion de la bile, la formation du sang. Je vais m'efforcer de bien montrer comment **Carabaña** agit, à la fois, sur la glande biliaire et sur la glande vasculaire sanguine, et de combattre, ainsi, l'inertie hépatique sous toutes ses formes et dans toutes ses conséquences morbides. Mais le foie a, également, pour mission un rôle d'antisepsie organique fort remarquable, dont la démonstration est, d'ailleurs, récente. Il détruit les substances toxiques et irritantes résultant des processus digestifs terminaux : l'indol, le phénol, le scatol, le paracrésol, sont les plus dangereuses de ces toxines, qui ne sont probablement que des sécrétions bacillaires. Dès que la glande hépatique fonctionne mal, ces divers produits sont retenus et s'accumulent dans le sang : une partie des symptômes signalés chez les constipés anciens ne reconnaît pas d'autre cause. C'est aussi à cet empoisonnement qu'il faut attribuer l'ictère grave, le *vomito negro*, la fièvre rémittente bilieuse et probablement, enfin, une foule de perniciosités intertropicales, mises, jusqu'ici, sur le dos de l'élément palustre.

En vivifiant l'élément sanguin, dont elle facilite l'oxydation, **Carabaña** empêche la stagnation des déchets microbiens dans le foie, secoue la torpeur vasculaire et la dyscholie, en cet organe désobstrué, dont elle rétablit les actes hématogènes et sécrétoires. Elle modifie le catarrhe des voies biliaires, comme nous l'avons vu modifier celui de l'intestin, et fait, doucement, fluer les hémorroïdes sèches. On sait que ces tumeurs variqueuses du rectum sont toujours aggravées par les efforts déterminés par la constipation : or, non seulement **Carabaña** supprime ses efforts, comme le fait tout bon purgatif, mais encore, par le souffre et le chlorure calcique, elle guérit les dilatations veineuses produites.

Dans la cirrhose hépatique, la diarrhée est, fréquemment, due à une transsudation exagérée de la partie aqueuse du sang. L'intestin est le suppléant naturel de cette insuffisance hépatique, souvent irrémédiable. Mais si nous ne pouvons modifier la cellule du foie de manière à ce qu'elle fasse de la bile, de l'urée, du glycogène, tâchons, au moins, comme le veut Lancereaux, de faire en sorte qu'elle n'ait pas à agir sur les poisons intestinaux ! Or, **Carabaña** nous fournit les moyens efficaces d'élimination et de neutralisation de ces toxines, si incriminées par la science moderne.

Dans un excellent article du *Progrès médical* (1).

---

(1) 12 mars 1892.

le Dr PILLIET a démontré que, dans les altérations conjonctives, scléreuses, graisseuses, amyloïdes ou nécrotiques, du foie, il faut parer à l'insuffisance hépatique et opérer la déplétion du système porte, par le moyen des purgations actives, inoffensives et concentrées, dont l'eau minérale de **Carabaña** constitue le type idéal. En effet, remarque notre savant confrère, que peuvent, en semblable occurrence les purgatifs cholagogues ? Comment peut-on à un malade dont le foie fonctionne mal, donner un purgatif résinoïde (jalap, aloès, scammonée) incapable d'agir autrement qu'émulsionné par la bile, — alors que nous savons que cette sécrétion est insuffisante ou même fait défaut ? Autrement dit, il ne faut jamais chercher à agir, directement, sur le foie, lorsqu'on soupçonne le foie d'être insuffisant. Tenons-nous en, dans ces cas-là, à l'eau de **Carabaña** à doses moyennes : nous donnons lieu, ainsi, à une sorte de transpiration duodénale, révulsive et déplétive, qui décongestionnera, beaucoup plus sûrement, la circulation hépatique et libérera le fonctionnement entravé des cellules du grand annexe nutritif.

C'est ainsi que, dans les hypertrophies du foie, angiocholites, engorgements, et dans une foule de lésions chroniques, réputées incurables, de cet organe, nous possédons déjà, à l'actif de **Carabaña**, bon nombre d'observations très concluantes. Le Dr Ph. BERNARD déclare qu'il considère *la Salud* comme le *grand désobstructeur du cholédoque*, comme l'eau minérale *cholalogue* par excellence, c'est-à-dire la plus capable de donner la chasse aux liquides biliaires. Pour ce qui est de la lithiase hépatique, souvenons-nous que la gastro-duodénite précède toujours l'*angiocholite desquamative*, qui joue, dans l'étiologie des calculs biliaires, un rôle si peu contesté, et recommandons, dans ces cas, avec DUJARDIN-BEAUMETZ, les eaux sulfatées sodiques, dont **Carabaña** est l'expression quintessenciée. En chassant la gravelle biliaire, nous déterminerons l'avortement des crises hépatiques; car nous évitons, ainsi la stagnation putride des déchets irritants pour les canaux biliaires, dont le curage journalier sera ainsi opéré, pour le grand allègement du système cellulaire du foie. Si, par exception, une crise de colique hépatique se produisait, néanmoins, nous n'avons à redouter, dans ce cas, ni fièvre, ni angiocholite secondaire : résultat déjà énorme, puisque la colique hépatique se trouve alors réduite à une indisposition douloureuse, mais bénigne.

Le plus savant des hépatographes, FRERICHS, recommande vivement l'emploi du sulfate de soude contre les *ictères* ; ce sel dissipe, dit-il, l'obstruction du canal cholédoque ou de l'ampoule de VATER, dans lesquels viennent, ordinairement, se concréter les bouchons muqueux obturateurs, du catarrhe gastro-duodénal. En recourant, d'emblée, à **Carabaña**, qui a la propriété d'exalter la contractilité de la vésicule biliaire, on gagnera du temps, on fera besogne double et l'on s'évitera toute désillusion pénible. En continuant ensuite, à la dose de deux ou trois verres à liqueur, dans la journée, la source de *la Salud*, on redressera, graduellement, le vice fonctionnel du foie, on empêchera tout retour offensif de l'état hypérémique ; on déblaiera la circulation et surtout, on restituera, au foie hypertrophié, ses proportions normales. Ce dernier service rendu n'est point minime, si l'on songe que BOUCHARD a trouvé, récemment, 68 fois p. 100 l'albuminurie chez des obèses à gros foie, 64 p. 100 chez des diabétiques, et 100 p. 100 chez des goutteux à gros foie !

Il est avéré qu'en accélérant le cours du sang, dans cette veine sans valvules qu'est la veine-porte, on empêchera la congestion passive des viscères abdominaux, ses tributaires et ses vassaux ; on favorisera la résorption interstitielle, dans les cirrhoses et atrophies au début, alors que le processus scléreux ne fait que commencer et que des exsudats pseudo-membraneux, non organisés, peuvent encore disparaître. Mais il ne faut pas attendre que la néoplasie ait consommé la ruine du foie, pour employer le purgatif salin bilio-sécréteur par excellence, excitateur de la cholépoïèse et stimulant des contractions le long des canalicules biliaires. Il est, d'ailleurs, prouvé que les cathartiques où prédomine la magnésie sont plutôt restricteurs de la sécrétion biliaire. Force est bien de choisir ici le sulfate de soude, sous sa forme la plus eupeptique, **Carabaña.** On ne saurait l'être davantage, *eupeptique*, puisque, même dans le traitement de l'ulcère de l'estomac (*Ziemssen*), à condition de la *délayer*, dans du lait ou de l'eau d'orge, la source de *la Salud* fait des miracles.

Jusqu'ici, j'ai surtout visé le foie biliaire. Il me faut dire un mot du foie *vasculaire*. Ses maladies, ou plutôt ses troubles fonctionnels, se résument dans l'engorgement abdominal, sous ses formes variées. L'atonie veineuse du foie, si bien décrite par Lobstein, est causée par les gastro-entérites chroniques, l'adipose épiploïque, le météorisme habituel. Elle se traduit : par des varices abdominales, l'engorgement hémorroïdaire, l'augmentation de volume du foie et de la rate, et tout un cortège d'accidents, que l'on a coutume de rattacher soit à l'hypocondrie, soit au ralentissement nutritif, et dans la symptomatologie douloureuse desquels on doit faire jouer, je crois, un grand rôle, à l'irritation des plexus de Messner et d'Auerbach. C'est dans ce mal, complexe et protéiforme, que les charlatans prôneurs de panacées purgatives obtiennent leurs plus beaux succès. Et, en effet, c'est dans l'engorgement abdominal que la purgation répétée fait souvent merveille.

Il faut choisir, pour le traitement, un purgatif tonique, n'ajoutant pas à l'inertie, augmentant les sécrétions, assurant le rejet des matières graisseuses et uricémiques, dont le dépôt dans les vaisseaux favorise la pléthore et la veinosité abdominales. Tous nos tissus souffrent, dans ce mal, d'une sorte d'état d'*indigestion fonctionnelle*, pour employer un mot de Pidoux. Ils ne demandent qu'à réagir d'une manière sthénique. **Carabaña** luttera, avec succès, contre ces états de plénitude vasculaire : elle réalisera, non seulement un drainage mécanique du sang, mais (ce qui est plus précieux) une véritable dépuration chimique. Et les expériences cliniques, rapportées par des milliers de nos confrères, prouvent qu'en cette source réside bien le *remedium directo-*

rium de la pléthore veineuse abdominale, l'exonérateur par excellence des obstructions hépato-spléniques et le sédatif des réflexes nerveux. Elle a fort à faire, pour accomplir dignement ce dernier rôle : car, en excitant les branches cardiaques de l'innervation du grand sympathique, l'engorgement abdominal cause, fréquemment, des palpitations, de l'irrégularité du pouls, des vertiges et des névralgies rebelles : tous phénomènes sympathiques, qui deviennent l'occasion d'innombrables erreurs de diagnostic et sont, essentiellement, tributaires de **Carabaña**, déplétif et eutrophique.

VIII. — Autres applications thérapeutiques de Carabaña.

En tant qu'hydragogue et antidyscrasique, la source de *la Salud* présente une foule d'indications variées, dont nous examinerons ici les principales. Elles se résument toutes dans le rétablissement de l'équilibre organique et la recorporation de ses éléments constitutifs. Aujourd'hui, comme au temps de GALIEN, la bonne santé est la résultante de la parfaite *harmonie* des humeurs, de la pureté des fluides nourrissiers, de la régularité des sécrétions et excrétions. La *nutrition*, c'est-à-dire la rénovation moléculaire, le *tourbillon vital* (CUVIER) tel est le corollaire naturel, le résumé physiologique de cet ensemble.

A. **Anémies.** — Les troubles de l'excrétion et de l'assimilation entraînent souvent la défaillance de l'hémopoïèse. Alors, les sels de soude et les chlorures de calcium et de sodium triomphent de l'hypoglobulie et du lymphatisme, en restituant, au milieu intérieur, les éléments chlorurés sodiques, dont les muscles, la peau, la charpente osseuse, la cellule nerveuse, etc., ont un besoin de tous les instants. Dans tous ces états mal définis, auxquels les anciens donnaient le nom de *pléthore séreuse*, dans ces cas d'anémies toxiques ou de *stercorhémie* (Clarke) dont j'ai déjà parlé, **Carabaña** redresse la nutrition viciée et invigore la circulation affaiblie. C'est le complément et le correctif nécessaire des martiaux.

B. **Arthritisme.** — En remédiant aux dangers résultant des aliments échauffants et trop azotés, si nuisibles aux arthritiques, on pare, fatalement, aux manifestations régulières ou anormales du rhumatisme et de la goutte. La purgation saline va trouver le trouble nutritif à son origine, le tube digestif. Car, comme le dit le poète : le serpent est dans l'homme, c'est l'intestin, outre de tous nos maux...

C. **Affections cardio-pulmonaires.** — Il existe des affections cardio-pulmonaires dont l'origine est nettement gastro-hépatique. Etudiées surtout par Barié, elles consistent en : palpitations et intermittences du cœur, oppression pulmonaire, avec menaces de suffocations survenant après les repas sous forme d'accès. Traités par **Carabaña**, ces accidents disparaissent promptement : négligés, ils aboutissent à la distension du cœur, à l'anhélation, à la pseudo-angine de poitrine. L'*asthme* vulgaire semble, fréquemment aussi, la conséquence d'une excitation réflexe partie du plexus solaire. Pour ma part, presque tous les asthmatiques que j'ai eu l'occasion de traiter, dans une pratique de quinze années, souffraient de dyspepsie ancienne et présentaient de la congestion hépatique. Dans ces cas, la contraction capillaire, partie du grand sympathique, retentit, à coup sûr, sur le pneumogastrique...

L'action de **Carabaña** consiste, alors, à alléger la circulation pulmonaire, en diminuant les résistances du cœur et de la grande circulation. Inutile d'insister sur l'importance de semblables déplétions dans le syndrôme initial de la tuberculose. Chacun sait que c'est en rétablissant l'assimilation compromise que l'on fait la meilleure phtisiothérapie (et, comme je l'ai dit dans mon livre *la Lutte pour la Santé*), l'estomac et l'intestin sont, pour le poitrinaire, les *sacra vitæ refugia* par excellence. L'élément sulfuré peut, d'ailleurs, lorsqu'on a recours à *la Salud*, modifier heureusement les sécrétions broncho-pulmonaires.

Quant aux cardiopathies confirmées (surtout lorsqu'il s'agit d'affections *mitrales*) elles exigent, fréquemment, une énergique dépuration ; mais il faut que celle-ci soit naturelle et énergique, pour dissiper promptement les entraves circulatoires causées par une extrême tension vasculaire ou par l'atonie asystolique du muscle cardiaque. Les drastiques sont contre-indiqués : lorsque le foie est malade *(vide suprà)* ou engorgé ; lorsqu'il existe de la stéatose cardiaque ou de l'artério-sclérose : d'abord, parce que les doses répétées de drastiques épuisent les malades, et ensuite, parce que l'activité de ces purgations s'épuise elle-même assez promptement. Au contraire, des doses moyennes journalières de **Carabaña** sont très bien tolérées par les cardiaques.

D. **Congestions.** — Les états congestifs des voies aériennes menacent bien des sujets, dans nos climats à variations brusques et à constitution épidémique volontiers grippale. L'emploi régulier de **Carabaña** éloigne ces *raptus* sanguins, comme il combat les crises d'oppression chez les arthritiques, crises que l'on peut assimiler aux coliques hépatiques, à la podagre, aux congestions hémorrhoïdaires. Dans certaines congestions et hémoptysies, d'origine nettement rhumatismale, l'action reflexe vaso-dilatatrice et la diapédèse globulaire intestinale rendent cette purgation naturelle souveraine. Chez les congestifs pléthoriques, à tendances apoplectiques, n'est-il pas excellent, comme le dit Patein, d'entretenir un certain état de diarrhée permanente, véritable *flux de sûreté ?* On a, je le sais, l'habitude de recourir aux drastiques, sans réfléchir qu'ils sont trop irritants et que l'on s'y accoutume trop vite. Les eaux purgatives trop faibles sont infidèles ; les limonades sont essentiellement altérables et acescentes. *La Salud* devient alors le cathartique de choix.

Dans les congestions du cerveau on voit, promptement, après quelques selles critiques, diparaître l'hébétude, la dyspnée, le délire. Il en est de même dans l'irritation spinale, qu'entretient souvent la constipation, soit par auto-intoxication des cellules nerveuses (Bouchard), soit par réflexe (Peter), soit simplement par compression (Trousseau).

E. **Migraines.** — La rétention fécale et les troubles gastro-hépatiques jouent un grand rôle dans la migraine, sorte de crise éliminatrice de toxines, par les centres nerveux, avec névralgie réflexe de la portion cervicale du sympathique. Un verre à Bordeaux de **Carabaña**, pris le matin, fera avorter l'accès : son usage régulier, une fois par semaine, à la même dose, empêchera leur récidive, si pénible, sans crainte d'une répercussion sur l'état diathésique ou dyscrasique, qui est, lui-même, tributaire de la médication.

F. **Dermatoses.** — L'eczéma scrofuleux ou arthritique, l'impétigo et l'ecthyma, l'urticaire *ab ingestis*, la furonculose, le prurit anal congestif, les herpès de toute nature, sont heureusement modifiés par l'eau sulfatée sulfurée. Les spécialistes espagnols en font grand cas *en lotions tièdes répétées*. Prise à l'intérieur, à doses faibles et répétées, elle redresse la crase du sang, alcalinise son acidité et accélère la rénovation moléculaire (Bazin). L'action éliminatrice se combine, ici, à l'action dépurative, grâce au principe sulfuré, contenu dans **Carabaña**, anti-fluxionnaire et anti-herpétique hors de pair, dont l'usage répété finit par déplacer et déloger définitivement les manifestations dues à la diathèse dartreuse : « Guérir, c'est combattre la cause » (Monin).

G. **Néphrites.** — Action révulsive et anti-phlegmasique sur les glomérules ; dialyse et déplétion spoliatrice, dès que le sérum menace de transsuder à travers les parois vasculaires ; débarras et amélioration circulatoires ; décongestion du système porte : voilà comment *la Salud* peut nous servir dans le traitement des néphrites. Pour peu que le rein ait conservé intact une partie importante de son revêtement épithélial, la guérison du mal de Bright s'effectue, au début, par une élimination des exsudats produits et par l'intrusion thérapeutique d'une hypérémie substitutive.

II. **Obésité.** — Spoliatrice et eutrophique, l'eau de **Carabaña** redresse l'assimilation plastique, élimine le sérum et la graisse en excès, qui ont insidieusement envahi nos organes. Trop de recettes, pas assez de dépenses : telle est, n'est-ce pas? la formule de toutes nos *bradytrophies* et surtout de l'obésité, type de la nutrition ralentie. Pour stimuler la résorption adipeuse et les sécrétions sébacées de la peau ; pour faciliter la déperdition aqueuse et enrayer la surabondance trophique, il faut un déplétif tonique, capable de provoquer la contractilité de tous les tissus et de restituer à nos cellules, en proie à l'aberration nutritive, leur vigueur naturelle. On ne saurait rêver, ici, mieux que *la Salud :* recourons-y toujours de bonne heure. Car guérir l'obésité, c'est prévenir le diabète, la goutte, l'asthme, la migraine, les hépatites ; la filiation de tous ces états morbides n'est-elle pas la même? La médication *eutrophique* et *oxydante*, doit être aussi la même. Et je n'ai pas besoin de proclamer, n'est-ce pas ? la supériorité anti-polysarcique de **Carabaña** sur les iodures et les alcalins proprement dits, qui ne se bornent pas à fondre la graisse, mais fondent et attaquent aussi le parenchyme même des plus importants organes !...

1. **Hydropisie.** — L'hydropisie survient, lorsque (par engorgement viscéral, dans les cirrhoses, ou par altération du sang, dans les néphrites) survient un obstacle invincible à la circulation veineuse. La déplétion séreuse s'impose, alors, pour combattre la stase sanguine et faire résorber l'épanchement. On a tort, dans les hydropisies, de recourir invariablement, aux drastiques, qui, par une violente irritation du tube digestif, sont, parfois, capables de favoriser, au contraire, l'effusion séreuse intrapéritonéale. Le D[r] HAY a, pourtant, démontré, il y a quelques années, par d'ingénieuses expériences, que les solutions concentrées de sulfate de soude, introduites dans le canal alimentaire, soustraient, par osmose, d'énormes quantités d'eau. Après une heure ou deux, la solution saline perd, il est vrai, de sa densité ; mais l'action antihydropique se poursuit, tout de même, par suite des propriétés diurétiques des sels absorbés. Ce théorème physiologique nous rend compte des heureux résultats, obtenus par l'usage répété de **Carabaña**, dans les hydropisies et œdèmes des cardiaques, brightiques et hépatiques ; dans la dysurie des constipés et des hémorroïdaires, dans l'albuminurie liée à la diathèse urique, etc.

Quand l'urémie est à craindre, il faut rechercher une diarrhée compensatrice de l'oligurie. MURCHISON n'a-t-il pas prouvé que bon nombre de néphrites *scléreuses* étaient dues au passage, par les *tubuli*, de résidus nutritifs irritants ? C'est donc en vue de ménager le rein que nous prescrirons **Carabaña** dans les néphrites albumineuses, avec ou sans hydropisie.

J. **Maladies des Femmes.** — Par le développement utérin, la grosesse produit une gêne mécanique à l'expulsion du bol fécal. Les déplacements et hypertrophies de la matrice agissent de même. **Carabaña** a l'avantage de faire évacuer l'intestin sans provoquer des contractions utérines ou un *raptus ménorrhagique* dangereux : jamais d'incommodités, causées par les vomissements, l'anxiété épigastrique ou la réaction constipante des autres purgations. Les dames obèses et inféconds, leucorrhéiques, souffrant de dysménorrhée, de fibrômes, de métrites chroniques diathésiques, d'accidents congestifs à la *ménopause* (bouffées de chaleur avec moiteurs et sueurs consécutives), d'engorgements ovariens, etc., trouveront, dans **Carabaña**, le remède naturel de la coprostase qui accompagne et complique toujours les maladies de la femme. TROUSSEAU n'affirme-t-il pas, dans sa *Clinique*, qu'un grand nombre de péritonites partielles et de phlegmons iliaques sont dus, chez la femme, à l'irritation permanente d'amas stercoraux ? Le beau sexe trouvera, dans **Carabaña**, un laxatif dont le goût n'est point désagréable, l'emploi commode, l'action douce et prompte (Dr GÉRARD) qui, en dépurant leur sang et en l'oxygénant en quelque sorte, lui donnera ce teint rose et frais et ces apparences de santé parfaite, qu'il convoite, hélas ! toujours et réalise bien rarement...

K. **Névroses.** — Le chlorure de calcium (SPILL-

MAUN) est un sédatif nerveux, un résolutif et un histogénétique puissant. *Les nerveux sont presque toujours des coprostasiques ;* on sait, d'autre part, l'importance des auto-intoxications, dans les maladies mentales et nerveuses, élucidée par les récents congrès de psychiâtrie. Le caractère triste et ombrageux, la lypémanie, le refus des aliments, la folie toxique sont, fréquemment, dus à des fermentations anormales : ce sont des empoisonnements par les ptomaïnes qui amènent, sur le système nerveux, les actions dépressives ou convulsivantes. **Carabaña** profitera, sûrement, de ce rajeunissement imprévu, donné par les microbiens modernes, aux vieilles idées humorales, aujourd'hui bien vengées de ceux qui, naguère, les bafouaient !

L. **Maladies infantiles.** — Dans la constipation du jeune âge, notre savant confrère, le Dr E. PÉRIER, avec tous les pédiâtres autorisés, donne la préférence à **Carabaña**, *lorsqu'il veut agir sans débiliter, sous le plus petit volume.* Non irritant, fidèle et sûr, ce purgatif ne déplaît pas au palais difficile de l'enfance, qui a tant besoin des purgations salines ! Combattre l'obstruction intestinale, stimuler la formation organique, saturer les acidités, dépurer les actes nutritifs, réveiller la plasticité sans turbulence ; abaisser la température, dans les fièvres synoques, qui dérivent, si communément, d'une indigestion ; voilà quelques-unes des indications de **Carabaña**, dans la médecine de l'enfance. Le soufre et les chlorures, hématiniques et antistrumeux, guérissent le lymphatisme, tempérament habituel du jeune âge ;

le sulfate de soude concentre le sang et produit une sorte de *pléthore globulaire de passage*, dont la répétition est fort utile pour combattre l'hydrémie et les gourmes fluentes, adénopathies cervicales, carreau, etc. Les fermentations intestinales semblent, du reste, plus dangereuses encore, chez l'enfant que chez l'adulte : et l'on voit le tube digestif de ces petits êtres élaborer volontiers les ptomaïnes et autres poisons convulsivants, pouvant entraîner des accidents graves ou mortels, étonnants par leur soudaineté. La conclusion s'impose. Il faut éliminer les détritus infectieux, fauteurs de l'ataxo-adynamie ; putridités dangereuses, aisément absorbées par une muqueuse dont l'épithélium paraît notoirement plus apte à la résorption toxique dans le torrent circulatoire.

M. **Carabaña en chirurgie.** — Le Dr Nicaise a, récemment, insisté sur la nécessité des purgatifs après les opérations et sur leur heureuse influence dans les résultats post-opératoires définitifs. Il est hors de doute que la régulière élimination de tous les produits désorganisateurs permettent, à l'organisme troublé, de reprendre son assiette, tandis que la cicatrisation accomplit son travail régulier. Il est, en effet, démontré que le tube digestif est le réceptacle des matières putrides élaborées dans le foyer traumatique, et que l'intestin constitue le principal émonctoire des résorptions post-opératoires. Il est donc indiqué de prescrire aux opérés, et à tous les blessés en général, les purgations salines naturelles, capables de solliciter d'abondantes évacuations et de favoriser l'hypersécrétion de l'émonctoire intestinal. Le chirurgien songera, alors, de préférence, à **Carabaña**, qui remplit toutes ces conditions, et qui, de plus, est analeptique par ses chlorures sodo-calciques et antiseptique par son sulfure de sodium, réservoir efficace d'hydrogène sulfuré.

TABLE DES MATIÈRES

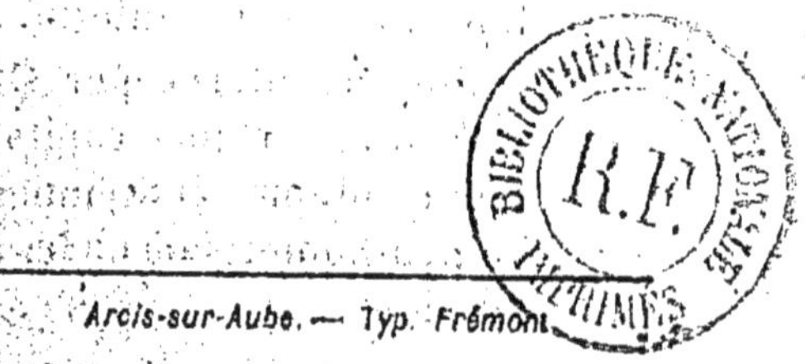

Arcis-sur-Aube. — Typ. Frémont

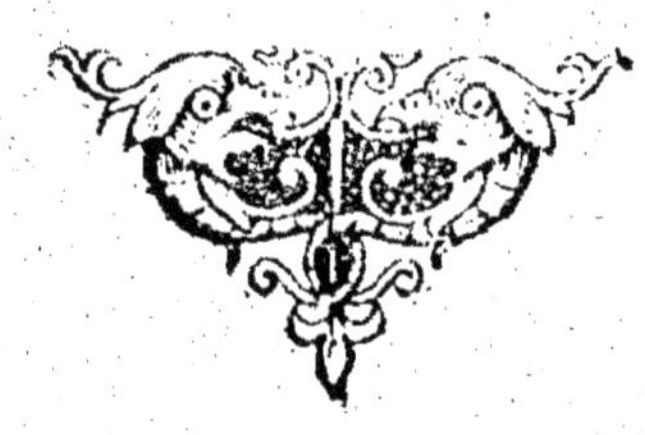

www.ingramcontent.com/pod-product-compliance
Ingram Content Group UK Ltd.
Pitfield, Milton Keynes, MK11 3LW, UK
UKHW020420230726
13925UKWH00004B/1545